EAUX MINÉRALES

DE

CONTREXÉVILLE

(VOSGES)

PARIS. — IMP. SIMON RAÇON ET COMP., RUE D'ERFURTH, 1

EAUX MINÉRALES

DE

CONTREXÉVILLE

(VOSGES)

PAR CH. LEPAGE

PHARMACIEN A L'ÉTABLISSEMENT DES EAUX DE CONTREXÉVILLE,
MEMBRE ASSOCIÉ DE LA SOCIÉTÉ D'ÉMULATION DES VOSGES,
MEMBRE CORRESPONDANT DU CONSEIL D'HYGIÈNE ET DE SALUBRITÉ PUBLIQUE
DE L'ARRONDISSEMENT DE MIRECOURT.

> Si l'on considère qu'il peut exister dans les Eaux plusieurs autres substances qu'on ne soupçonnait pas autrefois, on en tirera cette conséquence qu'il faut refaire l'analyse, du moins des principales Eaux minérales, dans l'intérêt de la science médicale.
>
> THÉNARD (*Eau du Mont-Dore*, etc.)

DEUXIÈME ÉDITION

PARIS
AUX PRINCIPALES LIBRAIRIES MÉDICALES

CONTREXÉVILLE
A L'ÉTABLISSEMENT DES EAUX MINÉRALES

1859

EAUX MINÉRALES

DE

CONTREXÉVILLE

(VOSGES)

CHAPITRE PREMIER

De l'action médicatrice des Eaux en général [1].

« Si la nature chimique de certains principes minéralisateurs des eaux peut expliquer, dans plus d'un cas, l'action médicale qu'elles exercent sur l'économie animale, et permettre d'en faire l'application à la thérapeutique, il faut avouer aussi que souvent on ne se rend pas facilement compte des causes de leur efficacité. En effet, quoiqu'on sache parfaitement pour plusieurs d'entre elles de quelles substances dépendent leurs vertus spéciales, il n'en est pas de même pour d'autres ; la proportion souvent très-minime de leurs éléments minéralisateurs, les propriétés quelque-

[1] O. Henry. *Traité pratique d'analyse chimique des Eaux minérales*

fois très-peu énergiques de ces éléments eux-mêmes, obligent à chercher, lorsque les eaux sont reconnues réellement efficaces, quelles explications plus ou moins admissibles on peut donner aux faits consciencieusement observés. Ainsi on se demandera si la thermalité seule n'est pas capable de produire les effets obtenus, et, à son défaut, si l'association intime de plusieurs des éléments trouvés, ou leur grand état de division et jusqu'à un certain point leurs proportions en quelque sorte *homœopathiques*, ne peuvent pas mettre sur la voie de la vérité ; ou bien on pourra supposer que, dans ces associations nombreuses de substances salines, il peut y avoir des combinaisons définies doubles dont les vertus médicales présentent quelques particularités ; enfin, l'analyse, aujourd'hui plus précise et plus minutieuse, faisant découvrir, quoiqu'en faible proportion, des principes forts actifs par eux-mêmes, il est quelquefois moins difficile de rattacher à leur présence la cause des résultats salutaires signalés.

« De plus n'est-il pas de notoriété réelle que les eaux minérales imitées artificiellement avec le plus grand soin, même sur les résultats de bonne analyse, sont loin de reproduire les propriétés médicales de leur modèles ?

« Dans cet état d'incertitude, il faut avoir la franchise d'avouer que la science n'a pas dit son dernier mot à ce sujet, et qu'il y a peut-être, comme quelques hydrologistes le pensent, des principes cachés, ou bien une sorte de *vie* des eaux, ce qui serait, par exemple, un état *électrique* particulier qui leur imprime des propriétés que nos moyens ne peuvent imiter. M. Becquerel a depuis peu signalé, en effet, un état électrique dans plusieurs eaux minérales ; enfin l'existence de l'*ozone*, principe encore incomplétement caractérisé, ne saurait-elle pas venir là en aide aux savants pour fournir quelques-unes des explications cherchées [1] ?

« D'après ces considérations, on peut comprendre aisément pourquoi pendant longtemps, et même aujourd'hui encore, certains médecins acceptent avec une sorte de doute les vertus médicales des eaux minérales, et pourquoi ils rapportent plutôt ces vertus à des causes tout à fait accessoires, telles que la distraction, le changement d'air, d'habitudes, de manière de vivre, circonstances toujours liées à l'administration des eaux. Aussi c'est souvent en désespoir de cause seulement, et fatigués d'essayer vainement toutes espèces de médications, qu'ils se décident à recourir à l'emploi des eaux minérales, et envoient alors leurs malades près des sources naturelles.

« Il n'y a aucun doute à avoir sur l'avantage des moyens accessoires et étrangers qu'on vient d'examiner ; mais il serait injuste également de repousser l'action elle-même des eaux, quand l'observation des siècles l'a sanctionnée, et quand on voit aux établissements thermaux des malades qui, malgré l'impossibilité où ils sont de profiter des avantages des distractions, de la promenade et des jeux divers, etc., n'éprouvent pas moins la guérison ou le soulagement de leurs maux par l'emploi spécial des eaux minérales. De plus, les animaux eux-mêmes, soumis à l'action des eaux, ne sont-ils pas également guéris par leur emploi de la manière

[1] Becquerel. *Traité des applications de l'électricité à la thérapeutique médicale et chirurgicale*. 1857.

la plus évidente? En faisant donc une part sérieuse et juste, et en mettant de côté toutes les exagérations ridicules avec lesquelles on a prôné trop souvent les eaux minérales, nous croyons aujourd'hui qu'il existe une confiance générale dans leur efficacité réelle, et qu'à l'aide d'une administration bien rationnelle elles offrent à la thérapeutique des moyens curatifs aussi puissants que variés. Aussi, depuis quelque temps, quelques importants ouvrages ont ils paru sur cette matière, et nous nous plaisons à citer entre-autres celui de M. le docteur Durand-Fardel[1], qu'une longue expérience a rendu familier avec toutes les questions qui se rapportent à l'hydrologie. »

Nous examinerons plus loin dans cette notice la composition chimique des eaux minérales de Contrexéville, et ferons connaître leurs propriétés thérapeutiques que tant de médecins distingués recommandent à leurs malades.

RENSEIGNEMENTS GÉNÉRAUX

Les Vosges sont renommées par leurs eaux minérales et thermales : PLOMBIÈRES, BAINS, BUSSANG, CONTREXÉVILLE, occupent, dans les *Annales d'hydrologie médicale*[2], devenues

[1] Durand-Fardel. *Traité thérapeutique des Eaux minérales de France et de l'étranger*, 1857.

[2] *Guide pratique aux Eaux minérales et aux Bains de mer.*

en quelque sorte classiques, une place bien méritée. Contrexéville, connu par l'antique réputation de ses eaux, a particulièrement fixé depuis quelque temps l'attention des chimistes et des médecins.

Ses eaux minérales sont employées avec le plus grand succès dans les affections si douloureuses des voies urinaires et de la goutte.

Le village de Contrexéville, qui compte 700 habitants, est situé dans le département des Vosges, arrondissement de Mirecourt, dans un vallon qui s'ouvre du sud au nord ; les travaux exécutés pour créer les routes qui le traversent, la construction de nouveaux quais, la démolition d'anciennes maisons, lui donnent une physionomie nouvelle, et dans peu ce village sera entièrement transformé.

L'agriculture fut longtemps la seule ressource de cette commune ; les eaux minérales et le mouvement commercial y ont fait naître un peu d'industrie. Il est traversé par la rivière du Vair, qui y prend sa source à 125 mètres en amont des sources minérales. L'air y est vif et sain, grâce à l'élévation du plateau au pied duquel il est placé, lequel est un des points culminants de la France. A six kilomètres dans la direction du village de Dombrot, on rencontre une montagne dite le Haut de Salin, d'où le regard embrasse un horizon immense vers les montagnes des Vosges et du Jura. Les eaux qui découlent de cette montagne vont se perdre d'un côté dans la Méditerranée, et de l'autre dans l'Océan, après avoir rejoint la Saône et la Meuse, dont les sources sont peu éloignées.

Par suite de nouvelles routes récemment créées, Contrexéville n'est qu'à une distance de trois cents kilomètres de Paris, soixante-dix de Nancy, quarante-huit d'Épinal, soixante-quatre de Plombières, trente-quatre de Bourbonne, vingt-sept de Neufchâteau, trente de Mirecourt, et quarante de Domremy, patrie de Jeanne d'Arc.

Ces routes, chaque jour desservies par des voitures publiques, mettent rapidement Contrexéville en communication avec les villes voisines, et le relient à tous les chemins de fer de l'Est, de la Franche-Comté et de Lyon.

Le chemin de fer de l'Est y conduit par trois directions :

De Paris : 1° Station de Commercy, soixante-seize kilomètres de Contrexéville par Neufchâteau ; trajet en treize heures.

2° Station de Chaumont, soixante-dix-sept kilomètres de Contrexéville, par Neufchâteau.

3° Station de Charmes, cinquante kilomètres, par Mirecourt ; plusieurs diligences partent chaque jour de Charmes pour Mirecourt, Contrexéville et Bourbonnes-les-Bains.

Ligne de Mulhouse. Station de Laferté, près et par Bourbonnes-les-Bains, cinquante kilomètres.

Les étrangers peuvent, dans le village même, trouver des voitures à volonté pour toutes les directions. Le propriétaire de l'hôtel de l'Espérance a pris dès à présent les dispositions nécessaires et commodes pour le transport des voyageurs.

L'administration des postes y a créé un bureau qui reçoit les dépêches de Paris en seize heures.

Plusieurs bons hôtels, renommés par l'aménité, les soins empressés et intelligents des directeurs, reçoivent les étrangers et les visiteurs. L'hôtel de l'établissement, restauré presqu'à neuf et meublé confortablement, mérite la réputation qu'il a acquise dans ces dernières années.

Une nouvelle maison, récemment construite sur de larges proportions, offrira à la fois des logements spacieux et de vastes salles pour la réunion des étrangers; ils trouveront là tout ce que l'on peut demander de confortable à un établissement de ce genre.

L'établissement des eaux, autrefois si négligé, est sorti de ses ruines, et le nouveau propriétaire l'améliore chaque jour par des travaux qui contribuent à sa commodité et à son embellissement. De gracieux jardins, de magnifiques ombrages, des promenades charmantes, le salon de réunion, la salle de billard, le cabinet de lecture, attirent à chaque saison des visiteurs de la plus haute distinction, et dont le nombre va toujours en augmentant.

Avant la Révolution, Contrexéville était fréquenté par les princes et les premières familles de la cour, MM. le comte d'Artois, de Beaufremont, de Beauveau, de Poix, de Lignéville, de Choiseul, de Cossé, etc. La plupart des pavillons de l'établissement ont été bâtis par ces illustres familles. On voit encore à l'extrémité du village le château dit des Anglais, bâti par quelques-uns de ces insulaires qui venaient à Contrexéville chercher la guérison ou le soulagement de leurs maux ; ce bâtiment a été délaissé à cause de son éloignement des sources.

A cette époque, Contrexéville possédait une jolie petite salle de spectacle, construite aux frais du prince d'Hénin, où souvent les plus hauts personnages jouaient eux-mêmes la tragédie et la comédie, pour faire écouler le temps le plus agréablement possible ; depuis la Révolution, cette salle a été convertie en hôtel. Cet hôtel est celui de la *Providence.*

Les eaux de Contrexéville, un instant désertées pendant les troubles politiques, virent revenir leurs anciens visiteurs, dès que ces troubles furent calmés. Les sommités de l'aristocratie, des corps politiques, de l'armée, de la finance et de l'industrie, les ont de nouveau fréquentés; des Espagnols, des Anglais, des Suédois, des Russes, des Amécains, sont venus prendre ces eaux. MM. de Luynes, de Breteuil, de Pommereux, d'Ambray, de Rohan, de Lambertye, Aldobrandini-Borghèse, d'Hennin-d'Alsace, de Montalembert, de Pimodan, de Moustier de Mesgrigny, de Biron, de Cazes, de Siméon, de Portalis, de Labrador, de Tolédo, d'Abancourt, de Pange, de Larochefoucauld, de la Pinsonnière, de Cossé, de Rivière, de Lamarch, de la Haye-Jousselin, de Larochejacquelein, d'Armfed, de Bustamente, Bozzo di Borgo, le maréchal Macdonald, les généraux Trézel, Oudinot, Gazan, de Mornay, de Bertois, de Ponthon, de La Rüe, de Maucomble, de Montliveau, Bernard, Saint-Cyr, Nugues, etc.; MM. d'Argout, Lacave-Laplagne, Passy, de Wendel, Mallet, d'Aubermesnil, d'Aviel, d'Espeuilles, de Champ-Louis, de Richemont et de Saulcy, Rollin-Sandos, MM. Bravard-Veyrières, Arnal, Richard (de l'Institut), Mgrs Blanquard de Bailleul, archevêque de Rouen, Cœur, évêque de Troyes, de Montbel, de Guénéheuc, MM. de Dalmas, Tirlet, Clary, mesdames de Montaran, Horace Vernet, etc., etc., doivent être cités en première ligne parmi les illustres clients des eaux de Contrexéville.

Contrexéville n'offre pas aux étrangers les distractions bruyantes, les plaisirs tumultueux et variés des eaux renommées de France et d'Allemagne; mais on y trouve le calme avec tous les agréments d'une villa champêtre et la meilleure compagnie; ce calme et ce repos conviennent parfaitement pour la guérison des infirmités qui amènent à ces eaux.

Ce village est entouré de plaines fertiles, de prairies et de belles forêts.

Les promenades de la Glacière et de Bellevue dans Contrexéville, la grande avenue du champ Calot, à travers les bois de Contrexéville, à deux kilomètres; les ruines de La Mothe (vingt-cinq kilomètres), ancienne ville de France dont le siége a été fait en 1634, et où l'on fit usage de la bombe pour la première fois; le chêne des Partisans (quatorze kilomètres), but fréquent d'excursions, dans la belle forêt de Saint-Ouen ; les gracieuses vallées de Bonneval et de Chèvre-Roche (quatorze kilomètres); les forges de la Hutte et de Droiteval (vingt-deux kilomètres); les belles verreries et tailleries de la Planchotte, La Rochère et Clairfontaine (vingt-huit kilomètres); les houillères de Norroy et de Crainvilliers (douze kilomètres), situées dans des vallons très-pittoresques, offrent aux étrangers des buts de promenades et des motifs de distraction. Beaucoup de buveurs profitent même de leur séjour à Contrexéville pour visiter les montagnes des Vosges et les établissements thermaux qu'elles renferment, et reviennent à Contrexéville faire une nouvelle saison.

Les médecins les plus distingués de la capitale, frappés de l'efficacité de ces eaux, y ont envoyé et y envoient chaque année leurs malades avec la plus grande confiance. MM. Andral, Arrial, Caudmont, Cerise, Cloquet, Civiale, Denis, Guersant, Constantin James, Lasègue, Leroy d'Etioles, Lisfranc, Malgaigne, Marjolin, Mêlier, Mercier, Rayer, Ricord, Rostan, Ségalas, Serres, Tardieu, Trousseau, Velpeau, etc., etc., regardent ces eaux minérales comme souveraines dans leur espèce.

Les docteurs Bagard, Thouvenel, Constantin James, Mamelet, Baud, Legrand du Saulle et Treuille, ont établi par leurs écrits qu'elles ont une efficacité souveraine dans les affections graveleuses et calculeuses des reins et de la vessie; qu'elles détachent les couches internes de ces corps étrangers, les divisent et les entraînent par les voies naturelles avec une énergie remarquable :

« Qu'elles guérissent les affections catarrhales du tube di-« gestif, de l'appareil génito-urinaire, du rectum et de l'uté-« rus, soit que les malades se bornent à les prendre en bois-« son, soit surtout qu'ils les prennent en même temps sous « forme de douche ou d'injection ;

« Que leurs propriétés antispasmodiques, leur nature « ferrugineuse, leur basse température, les approprient « merveilleusement au traitement des maladies utérines ;

« Qu'elles agissent sur la chlorose et sur les anémies en « général avec plus de promptitude, plus d'intensité et en « même temps plus de sécurité d'action que les prépara-« tions martiales ;

« Qu'elles favorisent la cicatrisation des vieux ulcères, « surtout des ulcères entretenus par les vices dartreux, « scrofuleux ou vénériens ;

« Que leur action est évidente dans la goutte, dont elles

« éloignent et affaiblissent les accès, et qu'elles guérissent « en plusieurs cas ;

« Qu'enfin elles ont amélioré ou guéri de nombreuses af« fections spasmodiques et surtout celles du tube digestif et « de ses annexes. »

Les bibliographies des eaux minérales connues sont presque toutes très-riches en documents relatifs à leur histoire; mais dès le siècle dernier Contrexéville avait déjà mérité l'attention des savants.

Deux mémoires *ex-professo* ont été publiés sur ces eaux : le premier fut lu le 10 janvier 1760, par le docteur Bagard, premier médecin du roi Stanislas, président et doyen du collége de Nancy, à la Société des sciences et arts de cette ville ; c'est à ce savant médecin que l'humanité est redevable de ces eaux, dont il révéla les propriétés chimiques et les vertus médicales.

Le second mémoire, de 1774, est dû au docteur Thouvenel, médecin de Louis XVI; c'est lui qui fonda l'établis sement et y attira la clientèle aristocratique des seigneurs de la cour de Versailles.

MM. Gobley et Chevalier, membres de l'Académie de médecine, ont écrit sur ces eaux et indiqué les éléments de leur composition chimique.

M. Mamelet a publié une Notice très-intéressante sur les eaux de Contrexéville ; cette notice est le fruit de quarante années d'observations et d'exercice, pendant lesquelles ce patricien consciencieux a donné ses conseils et ses soins aux malades qui fréquentaient Contrexéville.

M. le docteur Haxo, secrétaire perpétuel de la Société

d'Émulation des Vosges, dans une brochure qui a pour titre : *Coup d'œil sur les Eaux minérales du département des Vosges*, donne des renseignements sur les eaux de Contrexéville, et sa brochure sert de guide aux touristes et aux malades qui visitent les eaux minérales du département.

En 1857, M. Baud, médecin inspecteur de ces eaux, a présenté à l'Académie de médecine un excellent rapport médical, dans lequel il signale de très-intéressantes observations faites pendant sa pratique de dix années aux eaux de Contrexéville.

En 1857 également, M. Legrand du Saulle, rédacteur de la *Gazette des hôpitaux*, dont le nom scientifique est aussi connu que son talent littéraire est apprécié dans la presse médicale, a publié sur Contrexéville un bon travail, mais dont on a regretté la brièveté.

En 1859, M. Treuille, habile médecin de Paris, qui était venu demander depuis quelques années à ces eaux l'apaisement de cruelles souffrances qu'il endurait depuis vingt ans et qui fut guéri par leur action bienfaisante, a indiqué dans une brochure sur les eaux de Contrexéville leur vertu médicatrice et présenté dans leur vrai jour les avantages de cette station minérale.

CHAPITRE DEUXIÈME

Des sources de Contrexéville.

La présence, sur l'axe du thalweg de la vallée, des sources minérales de Contrexéville et de la source considérable du Vair paraît assigner pour origine de cette vallée une rupture de couches calcaires du Muschelkalk; la roche n'est pas même assez fréquemment visible pour qu'on puisse controuver cette hypothèse par l'étude directe du terrain; mais cette présomption acquiert un nouveau degré de certitude par ce fait que les eaux souterraines d'infiltration ont une nature différente de l'un et de l'autre côté du ruisseau.

Les puits creusés sur les deux rives pour les services domestiques ont une profondeur variable de deux à quatre mètres au plus : l'eau qu'ils fournissent offre des caractères dont la différence est très-tranchée.

Les puits de la rive gauche donnent une eau limpide, sans goût particulier, l'eau est séléniteuse et cuit difficilement les légumes; elle se trouble facilement à la suite des grandes pluies, en même temps que les sources du Vair;

il n'est pas douteux que ces puits sont alimentés par l'eau qui produit, sortant de la même rive, les belles sources du Vair[1].

L'eau de la rive droite ne se trouble pas à la suite des pluies, elle a un goût minéral, une saveur styptique fortement prononcée rappelant les caractères du sulfate de fer; il s'y joint parfois une saveur sulfhydrique due sans doute à la décomposition de matières organiques. Cette eau donne des réactions nettement accusées qui la séparent à la fois des sources minérales de Contrexéville et des eaux de la rive gauche.

Lorsqu'on creuse le sol à une profondeur de quelques mètres en amont ou en aval de Contrexéville et à Contrexéville même, on rencontre une nappe d'eau circulant dans le sous-sol; cette eau s'élève presque à fleur de terre.

C'est un fait assez remarquable que cette émergence de plusieurs sources minérales au milieu de couches calcaires complétement remplies d'eau ordinaire, tout auprès de l'issue d'un courant d'eau souterrain volumineux.

DES SOURCES MINÉRALES

Les sources minérales sont au nombre de trois; elles sont connues sous les noms de *source du Pavillon*, *source du Prince*, et *source du Quai* ou *des Bains*.

[1] La source du Vair est extrêmement abondante; elle surgit d'une sorte de

En 1759, au lieu où se trouve l'établissement actuel, il n'existait qu'un marais rempli d'un sédiment ferrugineux abondant, au travers duquel on voyait surgir la source principale par un orifice assez considérable. Bagard, premier médecin du roi Stanislas, signala les propriétés curatives de ces eaux, et en 1775 Thouvenel, médecin de grande instruction et inspecteur des eaux minérales, essayant d'isoler cette source, fut conduit à faire un puits carré qui donne issue à la source du *Pavillon*.

Le prince de Poix faisait usage des eaux de Contrexéville avec le plus grand succès pour sa santé; il y fit construire une maison, afin d'en prendre les eaux avec plus de commodité. Sur le conseil de Thouvenel, il fit capter par des puits de forme quadrangulaire deux sources qui jaillissaient près de son hôtel, pour être moins éloigné de la source primitive, parce que ces sources nouvelles possédaient les mêmes propriétés minérales et médicales que la source du Pavillon. L'une de ces sources fut appelée *source du Quai*, et l'autre conserva le nom *du Prince* qui en avait fait usage le premier.

Ces eaux avaient appelé dès lors l'attention du gouvernement [1]; le ministre de Stanislas, M. de Chaumont de la Galaisière, et M. de Necker désiraient en faire l'acquisition pour le compte de l'État, sur le rapport de M. Lecreulx, inspecteur général des eaux minérales de France. Les événements politiques firent échouer ce projet.

petite caverne sur la rive gauche du thalweg, et ses eaux pourraient immédiatement faire tourner un moulin.

[1] Manuscrit de la bibliothèque de la ville d'Épinal.

ÉTABLISSEMENT

L'établissement où sont situées ces sources est placé au couchant du village, dans la presqu'île formée par le *Vair* et le *Ruisseau* qui vient de Suriouville. On y entre par un joli jardin environné de bâtiments servant de lieu de réunion et de logement aux étrangers.

Les pavillons existants aujourd'hui ont été construits par les personnes qui, suivant les conseils de leurs médecins, vinrent chercher les premiers la santé aux eaux de Contrexéville. Quelques-uns furent appelés le *Pavillon d'Artois*, *de Maillé*, *de Poix*, *de Cossé*. et *de Breteuil*.

Les bâtiments de gauche sont occupés par la pharmacie, les bureaux, la salle à manger, les logements des buveurs et le chauffoir.

Ceux de droite, près des sources du Prince et du Quai, se composent de cabinets de bains et douches, des salons, de la salle de billard et d'appartements destinés aux étrangers.

Des deux côtés de ces bâtiments partent de belles galeries circulaires conduisant au pavillon vitré où se trouve aménagée la source qui sert à la boisson. Ces appartements et galeries ont reçu une telle disposition, qu'on peut se rendre aux sources et aux bains sans être aucunement exposé aux incommodités de la pluie et du temps.

Enfin, derrière la source principale on a ménagé pour

les malades et visiteurs de charmantes promenades bien ombragées.

L'étendue de l'établissement est telle, qu'avec les beaux coteaux de la Glacière et de Bellevue, sans sortir de Contrexéville, on peut faire de très-jolies promenades sans fatigue.

SOURCE DU PAVILLON

Cette source est aménagée sous un joli pavillon de forme octogone, au milieu duquel se trouve le puits où elle prend son émergence. Ce puits, construit en pierres calcaires du pays, est de forme quadrangulaire de $0^m,60$ de côté et de $2^m,26$ de profondeur ; il repose sur un châssis de bois, placé lui-même sur pilotis établi plus bas, pour éviter les surcharges d'une semblable construction sur un terrain si marécageux avant le captage complet de cette source.

L'eau s'échappe de ce puits par deux ouvertures, au niveau du sol, et tombe dans un bassin de pierre en forme de lyre, et de là dans un canal de décharge. Pour puiser l'eau dans ce bassin, ou recevoir l'eau qui s'écoule du puits par les deux ouvertures, on descend deux marches de pierre ; cette partie en contre-bas a la forme d'une demi-lune de $2^m,70$ de diamètre.

Les ouvertures, le bassin et le canal de décharge sont enduits d'une matière ocracée et onctueuse qui se précipite dans l'eau par son contact avec l'air atmosphérique, et se détache facilement par le frottement et le lavage.

L'orifice du puits est recouvert par deux pierres de taille et protégé par un grillage de fer ornementé.

Cette source est très-abondante : elle donne en moyenne 140 litres à la minute, soit 8,400 litres à l'heure, ou 201,600 litres par vingt-quatre heures.

L'eau de la source du Pavillon sert à l'usage interne.

De récents travaux de réparations ont été faits et fournissent les résultats les plus satisfaisants. Ces travaux, exécutés sous l'habile direction de M. Jutier, ingénieur des mines, ont mis, nous le pensons, cette source à l'abri de toute altération par des eaux étrangères, et assuré le volume d'eau qu'elle donne aujourd'hui.

SOURCES DU PRINCE ET DU QUAI

Ces deux sources, dont le captage vient d'être repris et soumis à la direction du même ingénieur que la précédente, présentent peu de différence avec la source du Pavillon ; elles servent de même à l'usage interne, mais sont spécialement employées à l'usage des bains.

Elles sont placées à 50 mètres de la source du Pavillon, sortent pareillement de puits très-bien construits. Malgré leur proximité de la rivière du Vair, leur volume d'eau est assez constant : des expériences réitérées, pendant les sécheresses et les grandes pluies, nous ont prouvé qu'elles n'augmentaient et ne diminuaient que peu sensiblement.

Ces deux puits sont construits sur le modèle de la principale source.

Le puits de la source du Prince a 2m,65 de profondeur; son ouverture est un rectangle de 0m,65 de longueur sur 0m,60 de largeur. L'eau s'échappe au niveau du sol, et son volume est de 30 litres environ à la minute, soit 1,800 litres à l'heure ou 43,200 litres en vingt-quatre heures.

Le puits de la source du Quai a, comme celui du Prince, 2m,65 de profondeur; son ouverture est un carré de 0m,50 de côté. L'eau s'échappe au même niveau, et son volume est de 60 litres environ à la minute, soit 3,600 litres à l'heure ou 86,400 litres en vingt-quatre heures.

Les eaux des sources du Prince et du Quai s'écoulent dans deux bassins en forme de coquille et disposés symétriquement; de là elles sont conduites, à l'aide de tuyaux, dans un bassin commun de 0m,35 de profondeur. L'ouverture de ce bassin est circulaire et a 2 mètres de diamètre mesuré extérieurement. Ce bassin-réservoir sert à l'alimentation des bains et l'excédant des eaux tombe dans un canal de décharge débouchant dans la petite rivière du Vair. Ces puits et réservoirs sont placés près de l'établissement des bains, dans un encadrement de 8m,30 de longueur sur 6m,60 de largeur, à 0m,75 en contre-bas du sol environnant: de deux côtés on descend un escalier de cinq marches rachetant cette différence de niveau.

Cette partie de l'établissement est à ciel ouvert; mais des dispositions sont prises pour placer au-dessus de ces puits et bassins un pavillon élégant fort coquet qui donnera à cette partie de l'établissement l'aspect le plus agréable.

L'ensemble du total d'eau que fournissent ces trois sources est considérable, et forme en vingt-quatre heures 331,200 litres environ, ou 3,312 hectolitres.

Ces trois sources sortent du Muschelkalk moyen, et appartiennent, d'après les anciennes classifications, à la classe des eaux carbonatées, acidules et ferrugineuses, d'après MM. Ossian Henry, à celle des eaux salines sulfatées, calcaires et magnésiennes.

Leur célébrité, due à leur seule efficacité, remonte à 1760; elle n'a fait que s'accroître sans réclame et sans bruit; c'est un fait reconnu même dans une Notice où l'on exalte d'autres sources minérales qui se donnent comme rivales [1].

« Quand nos nombreux établissements thermaux, si « divers, mais tous animés d'un même désir de faire du « bruit dans le monde, s'illustraient et se vulgarisaient « par le retentissement de la réclame, non moins que par « l'étude et la discussion scientifique, Contrexéville seul, à « peine tiré de son obscurité par les travaux consciencieux, « mais peu retentissants, de Bagard et de Thouvenel, at- « tendait en silence, de la reconnaissance seule de ses « clients, que l'opinion médicale se fixât irrévocablement « sur sa valeur précise.

« Pure de toute surprise, de toute excitation de l'opinion, « dédaigneuse d'une éclosion précoce et partant éphémère, « cette bienfaisante source, par le seul fait de la multipli- « cité et de la constance des guérisons qu'elle a dissémi- « nées de par le monde, est parvenue à ce point de noto-

[1] Peschier *Notice sur les Eaux minérales de Vittel*, p 4

« riété publique que son nom n'est pas moins identifié avec « l'idée de gravelle et de goutte, que celui de sulfate de « quinine avec l'idée de fièvre intermittente. Cette justice « lui est rendue par tous et sans conteste. »

ANALYSES QUALITATIVES

Ces sources, les plus importantes de l'établissement, sont celles qui nous ont présenté les résultats les plus curieux et que les médecins désignent comme les plus actives[1].

Elles coulent sans interruption et donnent, réunies, un volume d'eau qu'on évalue, par vingt-quatre heures, à 331,200 litres au moins; cette quantité est assez constante, bien qu'elle ne soit pas complétement indépendante de l'influence des agents atmosphériques. Elles sont froides; leur température, terme moyen, est de dix degrés et demi centigrade; elles sont d'une parfaite limpidité, et déposent dans les bassins de réception un résidu ocracé qui s'attache à la paroi interne de ces bassins. Elles n'exhalent qu'une odeur peu sensible, propre aux eaux ferrugineuses; leur saveur est fraîche d'abord, douceâtre ensuite, puis légèrement acidule, enfin sensiblement *atramentaire*. Au point où le jet d'émission tombe dans le bassin, il s'échappe

[1] L'établissement possède plusieurs sources d'eaux douces et d'autres sources minérales Ces dernières, quoique analogues aux autres, ne sont pas captées, vu l'abondance des sources du Pavillon, du Prince et du Quai.

des bulles gazeuses qui sont en grande partie composées d'azote pur.

L'eau de ces sources exposée à l'air laisse former à sa surface une légère pellicule cristalline, d'un aspect gras, irisé, et qui disparaît par l'agitation, mais se reforme de nouveau par le repos. Quand on la fait bouillir, elle se trouble d'abord en blanc, d'une manière plus ou moins prononcée, puis redevient claire.

Des expériences réitérées nous ont prouvé qu'elle pèse, par litre d'eau, deux grammes vingt centigrammes de plus que l'eau distillée.

Par l'ébullition, elle abandonne de l'acide carbonique, de l'oxygène et de l'azote, et le résidu qu'elle laisse alors déposer contient des carbonates de chaux, de magnésie et du sulfate de chaux.

Le papier bleu de tournesol n'a aucune action sur elle; elle verdit le sirop de violettes.

Le papier imprégné d'un sel de plomb brunit légèrement dans cette eau, caractère qui indique la présence de l'acide sulfhydrique ou d'un sulfure.

L'infusion récente de noix de galle et la solution de cyanure rouge de potassium et de fer communiquent à l'eau de cette source, la première, une coloration en rose, la seconde, une coloration bleuâtre, caractères propres au fer.

Le nitrate d'argent, dissous dans cette eau acidulée, y décèle, par un dépôt abondant de chlorure d'argent, la présence du chlore.

Le chlorure de palladium, l'amidon et l'acide nitrique, mis en contact avec cette eau, n'y indiquent pas la présence de l'iode d'une manière sensible.

L'évaporation de cinquante litres d'eau a donné un dépôt légèrement ocracé dans lequel nous avons sans peine constaté la présence de l'arsenic.

L'oxalate d'ammoniaque y précipite de l'oxalate de chaux, et le phosphate d'ammoniaque, ajouté à la solution, donne un léger dépôt de phosphate ammoniaco-magnésien.

Cette eau, acidulée et traitée par le nitrate de baryte, a donné un précipité blanc de sulfate de baryte.

Les résidus des eaux de Contrexéville, chauffés au bain de sable, nous ont fourni des traces bien évidentes de matières organiques.

Enfin, au moyen des réactifs conseillés dans tous nos ouvrages classiques, surtout ceux de MM. Bouquet et Jules Lefort, que nous avons souvent consultés, et dont les descriptions seraient inutiles ici, nous avons obtenu la certitude que ces eaux contenaient en outre : de la potasse, de la soude, de l'alumine et de l'acide silicique.

La composition des eaux de Contrexéville a exercé à plusieurs reprises la sagacité des chimistes et des médecins. Différentes analyses ont été faites par plusieurs savants distingués, savoir : par MM. Nicolas, en 1820 ; le professeur Fodéré, de Strasbourg, en 1825 ; Collard de Martigny, en 1828 ; Chevalier, membre à l'Académie de médecine, et Gobley, en 1839, mais plus récemment (1852) par M. O. Henry, membre à l'Académie de médecine et chef des travaux chimiques de cette savante compagnie.

Les analyses antérieures à celles de MM. Chevalier, Gobley et Henry offrent assez d'exactitude, si on tient compte de l'état de la science docimasique à cette époque et des méthodes analytiques employées alors. On n'ignore pas, en effet, que l'analyse chimique des eaux minérales a fait et fait tous les jours des progrès très-sensibles. Beaucoup de substances (iode, brôme, arsenic, manganèse, matières organiques) sont venues grossir la liste des principes fixes, et tout porte à croire que les découvertes en ce genre ne s'arrêteront pas là. En général, l'eau ne change pas de nature; mais la somme de ses principes minéralisateurs est sujette à varier, soit sous l'influence des révolutions terrestres, soit par suite de son mélange avec d'autres sources avoisinantes et souterraines.

Toutes ces raisons ont donc fait penser qu'il était intéressant de recommencer l'analyse des sources de Contrexéville; nous nous arrêterons sur les résultats obtenus par M. Henry, et nous nous bornerons à rappeler ses travaux, ce savant étant plus habile opérateur et plus habitué que nous aux expériences de ce genre.

SOURCE DU PAVILLON

ANALYSE DE M. HENRY.

M. Henry a été conduit à établir comme il suit la composition chimique de l'eau minérale de Contrexéville, en la supposant prise à son point d'émergence, et pour 1,000 grammes ou un litre de liquide.

La composition chimique de cette eau est la suivante :

			LITRES.	
PRINCIPES VOLATILS.		Acide carbonique libre.	0,019	
		Azote avec un peu d'oxygène..	*indéterminé.*	
			GRAMMES.	
PRINCIPES FIXES.	Bi-carbonates	de chaux.	0,675	0,896
		de magnésie.	0,220	
		de soude .. anhydre. . . .	0,197	
		de fer et de manganèse. . . .	0,009	
		de strontiane sans doute carbonatée.	*indices.*	
	Sulfates anhydres	de chaux.	1,150	
		de magnésie.	0,190	
		de soude.	0,130	
		de potasse.	*indices.*	
	Chlorures	de sodium, de potassium	0,140	
		de magnésium.	0,040	
	Iodure, Bromure	alcalins ou terreux.	*indices.*	
	Silicates	Silice, Alumine	0,120	
	Azotate.		*indices.*	
	Phosphate de chaux ou d'alumine. . . . . Matière organique azotée. . . . . Principe arsenical, uni au fer sans doute. . Perte.		0,070	
		Principes minéralisateurs.	2,941	1,000
		Eau pure.	997,059	

SOURCES DES BAINS ET DU QUAI

ANALYSE DE M. HENRY.

		POUR UN LITRE	
		SOURCE DES BAINS	SOURCE DU QUAI.
		Grammes.	Grammes.
Bicarbonates	de chaux, de magnésie	0,940	0,080
Bicarbonates	de soude (anhydres)	0,160	0,170
Sulfates (anhydres)	de chaux	1,260	1,250
Sulfates (anhydres)	de magnésie, de soude	0,340	0,300
Chlorures alcalins et terreux		0,140	0,160
Iodure, sans doute		»	»
Fer et manganèse, évalués		0,005	0,005
Silice, Alumine, Sel de potasse, Phosphate, Matière organique et perte		0,310	0,320
Totaux		3,155	3,185

Tels sont les résultats fournis par les procédés de l'analyse chimique de M. O. Henry : on le voit, ces trois sources ont une très-grande analogie : on remarque cependant que la source du Pavillon est plus ferrugineuse et moins calcaire.

Depuis les travaux entrepris par M. O. Henry, un très-habile chimiste, M. J. Niklès, a communiqué à l'Institut de France (Académie des sciences) un travail très-intéressant sur la présence du fluor dans la composition de certaines eaux minérales, et notamment dans celles de Contrexéville.... « J'en ai trouvé, dit l'auteur, en quantités « sensibles à l'état de fluorures. L'eau de Contrexéville en « est bien plus riche que celle de Plombières ; elle imprime « à la lame de cristal de roche des marques visibles à l'œil « nu, tandis qu'une même quantité d'eau de Plombières, « quatre litres, n'impressionne cette lame que passagère- « ment.

« L'eau de Vichy, si riche en principes minéralisateurs, « contient également des fluorures, mais en proportion « moindre que les eaux de Plombières et de Contrexé- « ville, de telle sorte que, pour en trouver, il faut opé- « rer sur une plus grande quantité d'eau, huit litres au « moins.

« Le fait de la présence des fluorures dans des eaux mi- « nérales qui jouissent d'une réputation si méritée, me « semble de nature à appeler l'attention des médecins sur « les propriétés thérapeutiques de ces combinaisons, pro- « priétés non encore étudiées, bien qu'on sache qu'elles ne « sont pas toxiques[1]. »

Nous recueillons et enregistrons avec plaisir cette récente découverte de M. J. Niklès. Il nous est bien difficile, dès à présent, de dire en quoi la présence du fluor est susceptible de nous éclairer sur les propriétés médicales des eaux de Contrexéville ; mais, au moyen de recherches expérimentales, soigneusement faites, nous ne tarderons peut-être pas à être édifié sur les vertus physiologiques et thérapeutiques de ce nouvel élément chimique.

[1] Compte rendu des sciences de l'Académie des sciences du 5 mai 1857.

Il nous a paru utile, pour compléter nos renseignements sur les eaux de Contrexéville, de faire l'analyse chimique des dépôts ou sédiments de ces sources.

Ces analyses ont été faites au moyen des procédés indiqués par M. E. Baudrimont, préparateur à l'École de pharmacie de Paris, et qui a bien voulu, de concert avec nous, vérifier nos travaux à ce sujet; son concours nous a été des plus utiles dans ces recherches analytiques : nous lui devons les plus grands remercîments.

ANALYSE DES DÉPOTS

Les eaux minérales de Contrexéville déposent, aussitôt après leur émergence dans les bassins mêmes où elles jaillissent et sourdent, des sédiments rouges, ocreux, denses et toujours pulvérulents. Ces sédiments sont principalement composés de sesquioxyde de fer; et, comme ces eaux contiennent ce métal à l'état de protoxyde, la formation de ces dépôts doit nécessairement être précédée de l'oxydation du principe ferrugineux. L'évaporation des gaz et le contact de l'air atmosphérique font passer les bicarbonates à l'état de carbonates neutres insolubles, et les précipitent sous forme de poudre ocracée, se détachant facilement et n'ayant aucune adhérence avec les corps sur lesquels elle repose. Ce sont de semblables dépôts que chaque buveur peut remarquer sur les parois du verre dont il se sert, et qui se forment même après le premier puisage.

Ces eaux, arrivées au contact de l'air, conservent seulement la proportion d'acide carbonique qu'elles peuvent dissoudre sous la pression atmosphérique, et perdent en même temps une partie de leur protoxyde de fer, qui se sépare sous forme de sesquioxyde. Cette première action des agents atmosphériques étant épuisée, ces eaux minérales ferrugineuses semblent acquérir un nouvel état de stabilité dans leur composition chimique ; elles conservent encore la plus grande partie du protoxyde de fer qu'elles contenaient au moment de leur sortie du sol, et ce principe ne semble pas, dès lors, avoir plus de tendance que les autres éléments à se séparer de la dissolution minérale.

DÉPOT FERRUGINEUX DE LA SOURCE DU PAVILLON

Nous avons recueilli dans le bassin et le canal par lequel s'écoule l'eau du Pavillon un dépôt ocreux, amorphe, pulvérulent, onctueux au toucher. Ce dépôt a été lavé plusieurs fois à l'eau distillée froide, puis recueilli sur un filtre et séché à une température de quinze à vingt degrés; cette matière ainsi séchée a été passée au tamis de soie pour en séparer les matières étrangères. Malgré cette précaution, le dépôt produit par l'eau minérale est toujours resté mélangé avec une petite quantité d'argile provenant de la terre végétale dans laquelle est creusé le petit canal de décharge.

Le dépôt ferrugineux de cette source est pulvérulent après la dessication, et possède une couleur franche d'oxyde de fer hydraté.

Nous avons d'abord dosé l'humidité, puis les matières organiques par dessiccation à l'étuve, et ensuite par calcination. Nous avons, après cela, entrepris, par les méthodes ordinaires, l'analyse des produits principaux, tels que : silice, alumine, oxyde de fer, chaux, magnésie, acide phosphorique, en commençant l'attaque par le carbonate de soude. L'arsenic a été dosé à l'état métallique par l'appareil de Marsh. Le protoxyde de fer, par la méthode de Marguerite, à l'aide de l'hyper-manganate de potasse. Le manganèse a été reconnu dans les précipités d oxyde de fer ; nous n'avons pu trouver de strontiane ; enfin, après les recherches les plus scrupuleuses, voici les résultats obtenus :

DÉPOT DES SOURCES DU PAVILLON, DES BAINS ET DU QUAI

Cinq grammes traités par la méthode ci-dessus ont donné :

MOYENNE DE DEUX ANALYSE.

	PAVILLON.	BAINS.	QUAI.
Eau	0,121	0,145	0.170
Silice	2,1225	1,533	2.005
Alumine	0,297	0,258	0:217
Sesqui-oxyde de fer	0,990	1,210	1,060
Carbonate de chaux	0,5655	0,742	0,735
Magnésie (pyro-phosphatée) (dosage de la magnésie)	0,232	0,256	0,278
Pyro-phosphate de (magnésie) (dosage de l'acide phosphorique)	0,014	0,022	0,019
Arsenic métallique	0,0009	0,002	0,0015
Matières organiques	0,705	0,951	0,585
Manganèse	*quantité notable.*	*quantité notable.*	*quantité notable.*
Strontiane	0	0	0

Ce qui correspond par le calcul à :

	PAVILLON.	BAINS.	QUAI.
Eau.	0,1210	0,1450	0,1700
Silice.	2,2225	1,5330	2,0050
Alumine.	0,2970	0,2580	0,2170
Sesqui-oxyde de fer hydraté.	0,5800	0,6419	0,6770
Carbonate de protoxyde de fer[1].	0,2620	0,4675	0,3380
Carbonate de chaux.	0,5655	0,7420	0,7350
— de magnésie.	0,1760	0,1988	0,2105
Phosphate de fer.	0,0390	0,0367	0,0317
Arséniate de fer.	0,0020	0,0051	0,0038
Manganèse.	*quantité notable.*	*quantité notable.*	*quantité notable.*
Strontiane.	0	0	0
Matière organique	0,7050	1,19510	0,5840
Perte.	0,0300	0,0260	0,2800
	5,0000	5,0000	5.0000

CALCULS POUR 100 PARTIES DU DÉPOT DES DIFFÉRENTES SOURCES.

	PAVILLON.	BAINS.	QUAI.
Eau.	2,420	2,900	3,400
Silice.	45,450	30,660	40,100
Alumine.	5,940	5,160	4,340
Sesqui-oxyde de fer hydraté.	9,600	12,838	13,540
Carbonate de protoxyde de fer.	9,240	9,350	6,760
Carbonate de chaux.	11,510	14,940	14,700
— de magnésie.	3,520	3,876	4,210
Phosphate de fer.	0,780	0,734	0,634
Arséniate de fer.	0,040	0,102	0,076
Matière organique.	11,100	19,020	11,686
Manganèse.	*quantité notable.*	*quantité notable.*	*quantité notable.*
Strontiane.	0	0	0
Perte	0,600	0,520	0,[illegible]60
	100,000	100,000	100,000

[1] Pour titrer le protoxyde de fer, nous avons pris une liqueur d'hyper-manganate de potasse, dont 64 divisions 1/2 correspondaient à 0 gramme 02 de fer pur ; or 5 grammes de dépôt du

	PAVILLON.	BAINS.	QUAI.	
ont décoloré	687d	725d	525d	de cette liqueur.

Ces dépôts devaient évidemment contenir la plupart des éléments des eaux qui les avaient formés ; ils sont accumulés en proportion assez considérable pour qu'il soit plus facile d'en constater la nature en les analysant qu'en agissant sur les eaux elles-mêmes [1].

Comme on le voit, ces trois sources présentent, dans leur composition chimique, une telle analogie, que nous les regardons comme ayant la même origine, et n'offrant les faibles différences observées dans leur composition chimique qu'en raison du mélange de quelques-unes d'entre elles avec des eaux douces en proportion plus ou moins considérable.

CONSERVATION

DES EAUX DE CONTREXÉVILLE

Les eaux minérales de Contrexéville se conservent longtemps lorsqu'on les met dans des bouteilles bien bouchées.

[1] En comparant la composition de ces dépôts à celle des eaux qui les fournissent, nous devons mettre en relief les quelques différences que les tableaux précédents nous permettent de relever.

Le dépôt de la Source du Pavillon est moins ferrugineux que ceux des deux autres sources.

D'après l'analyse de M. O. Henry, l'eau de la Source du Pavillon serait, au contraire, plus riche en fer que les deux autres.

Ce même dépôt serait moins calcaire et plus siliceux que ceux des Bains et du Quai. L'arsenic y est en quantité moindre que dans les deux autres sources. On remarque, du reste, que les quantités d'arsenic paraissent être proportionnelles aux quantités de fer des dépôts. Cet arsenic n'a pas été mentionné dans les analyses que M. Henry avait faites des eaux des Bains et du Quai.

Enfin, aucun indice de strontiane n'a pu être constaté dans ces dépôts, ce qui ne s'accorde pas avec les analyses de M. Henry, qui a indiqué dans ces eaux des traces de cette substance.

Des bouteilles analysées après deux années de séjour dans la cave n'avaient rien perdu de leurs propriétés. Leur composition chimique peut être modifiée par une exposition prolongée au contact de l'air, par le bouchage incomplet des bouteilles dans lesquelles on les expédie, enfin par leur séjour dans des magasins ordinairement soumis aux influences d'une température variable.

L'altération qui se produit dans ces circonstances aboutit toujours à l'élimination de quelques-uns des principes constituants de ces eaux : une partie de l'acide carbonique reprend l'état gazeux ; par suite, les carbonates terreux qui se précipitent entraînent avec eux des proportions diverses de la silice et de l'acide sulfurique. Sous l'influence de l'oxygène atmosphérique, le protoxyde de fer passe à l'état de sesquioxyde et se précipite, entraînant avec lui une grande partie de l'acide arsénique dissous dans l'eau minérale.

Exposées à l'air sans être bouchées, quelques bouteilles on pris l'odeur d'hydrogène sulfuré ; d'autres sont restées exemptes de cette décomposition, mais elles ont laissé déposer une partie du principe minéralisateur. Les chimistes pensent que cette odeur sulfurée provient de l'acide sulfhydrique ou d'un sulfure alcalin.

Les circonstances extérieures auxquelles sont exposées ces eaux minérales depuis le moment de leur puisement jusqu'à celui de leur emploi peuvent faire varier le fer maintenu en dissolution ; mais ces variations ne sont jamais bien grandes.

Le nouveau propriétaire a fait prendre toutes les précautions nécessaires pour prévenir toute altération possible :

l'embouteillage n'a jamais lieu que dans des bouteilles en verre noir, parfaitement propres et lavées avec l'eau des sources, il n'est fait usage que de bouchons de liége neufs et choisis et préalablement trempés dans l'eau minérale elle-même, l'opération importante qui vient ensuite consiste dans le *bouchage*. On se sert aujourd'hui à cet effet d'appareils divers; mais celui d'ici consiste principalement à ramollir les bouchons de liége et les faire entrer à pression au moyen d'un levier dans le col des bouteilles où ils se renflent et les ferment très-hermétiquement. Pour prévenir l'altération, les bouteilles sont ensuite livrées au *goudronnage*, opération qui empêche toute altération possible.

C'est à tort que quelques personnes ont réclamé les capsules en étain, au lieu du goudronnage; on comprendra facilement que le goudron chaud pénètre dans les pores du liége, empêche l'accès de l'air, tandis que la capsule en étain ne fait que retenir le bouchon, et ne peut en aucune circonstance remplir le but du goudron.

L'expédition de ces eaux est toujours suivie d'un certificat de puisement du jour même de la demande qui porte pour caractère légal que ce puisement a été opéré en présence du médecin inspecteur.

Nous recommandons aux buveurs, sitôt la réception des caisses qui contiennent les bouteilles d'eau minérale de Contrexéville, de les tenir dans un lieu humide et à l'abri de la lumière; toutes ces précautions prises, nous affirmons qu'aucune altération n'est possible et que ces eaux peuvent être bues avec la plus grande confiance.

Ces eaux sont expédiées à toutes les époques, mais les

mois les plus favorables sont ceux de mai, juin, juillet, août, septembre, octobre, novembre ; il est fait de même des expéditions pendant les autres mois, quelquefois cependant les gelées y mettent empêchement. On a le soin de n'expédier aux marchands en gros que de petites quantités, pour renouveler souvent les provisions et celui de ne faire emplir les bouteilles que la veille de leur départ. Ces soins ont contribué aux succès de ces eaux et à la satisfaction des buveurs ; aussi jusqu'alors pas une plainte n'a été faite.

DES PASTILLES MINÉRALES

DE CONTREXÉVILLE

A l'imitation de ce qui a été fait pour les eaux de Vichy, Bussang, Pougues, de Forges-les-Eaux, etc., beaucoup de médecins distingués présentent depuis longtemps sous la forme de pastilles les produits extraits des eaux de Contrexéville [1].

Comme on l'a vu, ces sels, d'après l'analyse de M. O. Henry, contiennent de la chaux, de la magnésie, de la potasse, de la soude, du fer, des traces d'iode, etc., dont plusieurs

[1] Nous ne citerons pas ici les noms des médecins qui ont prescrit et autres personnages de distinction qui se sont servis avec un très-grand succès de ces pastilles, attendu que la plupart de leurs attestations se trouvent reproduites dans la brochur sur les pastilles minérales de Contrexéville, écrite en 1857.

d'entre eux constituaient les fameux remèdes de Wigh, de mademoiselle Stevens ; l'on sait que la magnésie est la médication héroïque de la gravelle. Aussi est-ce à la présence de la chaux et de la magnésie qu'on attribue généralement les bons effets des pastilles de Contrexéville dans le traitement des voies urinaires et digestives.

Le produit minéralisateur, obtenu par l'évaporation de ses eaux, est doué, comme les eaux elles-mêmes, de propriétés éminemment digestives et toniques; mis, sous forme de Pastilles agréables au goût, il joue dans l'hygiène des gens affectés de débilité gastrique, de constipation, de pertes de forces, de lenteurs de digestions, etc. , etc., un rôle non moins important que les Pastilles de Vichy.

Ce que la théorie ne pouvait que faire espérer, la pratique l'a démontré surabondamment, et les *Pastilles de Contrèxéville* deviennent forcément le plus utile auxiliaire des eaux dont elles ont été extraites; nous disons auxiliaire et non succédané, car il ne peut venir à la pensée de personne que les *Pastilles de Contrexéville* puissent remplacer l'eau dans le traitement des maladies chroniques, pas plus et moins encore que les Pastilles de Vichy n'ont la prétention d'usurper les propriétés de l'eau du même nom.

Au bicarbonate alcalin, qui seul constitue l'élément actif des Pastilles de Vichy, celles de Contrexéville joignent les sulfates de soude et de magnésie qui les rendent plus laxatives, les carbonates de fer et de magnésie, l'iode et le brôme qui leur assurent des propriétés éminemment réparatrices et qui les absolvent du reproche fait au bicarbonate alcalin d'appauvrir à la longue la constitution.

Cette merveilleuse combinaison, cette heureuse concordance d'effets laxatifs, dissolvants et toniques en même temps, dont la nature a doté les eaux de Contrexéville, ont assuré à leur extrait, mis en Pastilles, un rôle non moins inoffensif que bienfaisant dans les habitudes journalières de ceux qui accomplissent imparfaitement leurs fonctions digestives et abdominales, de ceux qui sont atteints ou menacés d'influences goutteuses ou graveleuses, de tous ceux enfin qui devraient demander aux sources de Contrexéville le rétablissement d'une santé compromise.

Gastriques et légèrement laxatives, elles ont, pour les femmes débilitées et pour les jeunes filles chlorotiques, tous les avantages des préparations ferrugineuses, sans partager avec elles le grave et habituel inconvénient de fatiguer l'estomac et de resserrer le ventre.

Elles se prennent à la dose de 4, 6, 8, par jour, soit à jeun, soit avant ou après le repas ; chaque prise de une ou deux Pastilles est suivie de l'ingestion de quelques gorgées d'eau froide, ou mieux encore d'eau de Contrexéville.

Lorsque les malades font une saison à l'Établissement, les médecins ont coutume de leur prescrire une ou deux Pastilles après chaque verre d'eau minérale. L'expérience a maintenant démontré toute la valeur de ce conseil thérapeutique.

Les *Pastilles de Contrexéville* sont aromatisées *à la menthe*, *au citron*, *à la vanille*, *à la fleur d'oranger*, *à l'anis*, *à la rose*, *au baume de tolu* et *sans parfum*.

Il faut les conserver dans un lieu sec et chaud.

La vente de ces nouveaux produits augmente chaque année, aussi a-t-on dû établir des dépôts dans plusieurs villes importantes. Les villes de Paris, Lyon, Marseille, Bordeaux, Metz, Nancy, Strasbourg, Besançon et Lille en sont pourvues, et des dispositions nouvelles sont prises pour que chaque chef-lieu de département et d'arrondissement possède bientôt encore ce spécifique aujourd'hui si recommandé.

CONFERVES

DES EAUX MINÉRALES DE CONTREXÉVILLE

Parmi les produits qui se rencontrent dans les eaux minérales après quelque temps de séjour à l'air dans les bassins ou sur le sol où elles coulent, il en est quelques-uns de nature organique ou pseudo-organique qu'on remarque chez elles. Nous voulons parler des conferves des eaux.

Certains mouvements propres aux conferves, et une sorte d'accouplement qu'on avait cru remarquer en elles, les firent considérer par quelques auteurs comme un trait d'union servant à joindre le règne animal au règne végétal.

Aujourd'hui il est parfaitement reconnu et admis que les conferves appartiennent au règne végétal, et, d'après des recherches microscopiques exactes, elles ont pris place dans le cadre botanique.

Par suite de travaux de réparation, les bassins et les conduits des eaux minérales de Contrexéville ont été mis à découvert, puis ensuite abandonnés à l'action de l'air et de la lumière pendant les mois d'hiver ; au mois de février nous les avons trouvés remplis de conferves, offrant les caractères suivants :

Elles se présentent sous la forme de croûtes verdâtres et rougeâtres, mais le plus souvent ce sont des filaments composés de cellules soudées bout à bout, renfermées dans un tube continu dont chaque article peut donner naissance, tantôt à un grand nombre de spores, tantôt à une seule. En se développant dans ses eaux, on aperçoit d'abord à la surface du liquide ou au fond des bassins de réception quelques matières tantôt grisâtres, tantôt brunes, mousseuses et comme celluleuses ; ces matières s'attachent aussi sur les parois du bassin. Peu à peu elles augmentent de volume, se remplissent de bulles gazeuses, montent à la surface de l'eau, et deviennent vertes sous l'influence de l'air et de la lumière.

L'analyse chimique de ces conferves nous a permis d'y constater la présence de plusieurs éléments qui peuvent expliquer quelquefois l'action médicale dont elles sont douées. Des carbonates terreux, une matière azotée, des sels de potasse, de soude, etc., y ont été signalés; l'iode, le fer, ont été reconnus d'une manière non douteuse et paraissent y être à l'état d'iodure.

Ces différentes matières renferment donc un état particulier des principes iodés, sulfurés, dont l'action doit être très-avantageuse dans quelques applications médicales. MM. O. Henry père et fils, dans plusieurs mémoires, ont cru devoir attirer l'attention des médecins sur ces différentes matières, pensant qu'elles pourraient offrir un jour d'utiles ressources à la thérapeutique, tant à l'intérieur qu'à l'extérieur, et à l'instar des poudres de séney, des éponges calcinées, etc. Aujourd'hui on paraît songer à s'occuper sérieusement de cette question, et tout fait espérer que les résultats répondront aux heureuses prévisions qu'on est en droit de concevoir.

CHAPITRE TROISIÈME

Urines. Concrétions, Calculs biliaires, Calculs urinaires, Mode d'action des Eaux de Contrexéville.

URINE.

D'après l'analyse de BERZÉLIUS, on trouve dans l'urine :

	1,000 p. D'URINE D'HOMME.	100 p. DE RÉSIDU D'URINE.
Urée.	30,10	44,39
Acide lactique libre? . . } Lactate d'ammoniaque?. } . . . . Matière extractive. . . . }	17,13	25,58
Acide urique.	1,00	1,49
Mucus de la vessie.	0,32	0,48
Sulfate de potasse.	3,74	5,54
Sulfate de soude.	3,16	4,72
Phosphate de soude.	2,94	4,39
Biphosphate d'ammoniaque.	1,65	2,46
Sel marin.	4,45	6,64
Sel ammoniaque.	1,50	2,23
Phosphate de chaux et de magnésie.	1,00	1,49
Silice.	0,03	0,05
Eau.	933,00	0,00
	1,000,00	100,00

Plusieurs causes modifient les propriétés physiques et chimiques de l'urine :

Beaucoup d'aliments colorés ou odorants lui communiquent leur odeur ou leur couleur ; la coloration est souvent changée par des causes toutes pathologiques. La pâleur en est remarquable dans un grand nombre de névroses, surtout dans la migraine et l'hystérie ; l'urine devient rouge ou moins foncée dans les maladies fébriles ; rouge encore ou laiteuse dans le rhumatisme aigu, dans la goutte ; noire ou plutôt jaune-orange foncé dans les maladies putrides ; rouge de sang ou noirâtre dans l'hématurie ; bilieuse et tachant le linge dans l'ictère, etc. La présence du sang dans l'urine se rattache à l'existence d'un assez grand nombre de maladies locales ou générales.

En ce qui concerne sa transparence et sa consistance, l'urine est muqueuse, glaireuse, oléagineuse, trouble, sédimenteuse, épaisse, floconneuse. Dans la gravelle, les sédiments sont de deux sortes, selon qu'ils prennent naissance dans les urines acides ou alcalines. Les sédiments d'urines acides peuvent être composés plus particulièrement d'acide urique, d'urate d'ammoniaque ou de chaux, de chlorure de sodium, de cystine et de mucus, ensemble ou séparément, et combinés avec de la matière colorante d'urine. L'acide urique y est, soit à l'état de poudre rougeâtre, soit sous forme de cristaux.

Les sédiments d'urine alcaline sont ordinairement composés de mucus, de phosphate de chaux seul ou mêlé de phosphate ammoniaco-magnésien; rarement ils contiennent des urates. Indépendamment de la qualité acide ou alcaline, on trouve une première indication dans la couleur des sédiments urinaires : ainsi ce n'est pas à tort que l'on nomme gravelle rouge les sédiments *d'acide urique ;* gravelle jaune les sédiments *d'oxalate de chaux ;* gravelle grise, les sédiments *de phosphate ammoniaco-magnésien.*

Les sédiments bleus de l'urine que les chimistes attribuent à une substance particulière, la *cyanourine*, sont constitués par une poussière bleue qui, chauffée, dégage des produits empyreumatiques.

CONCRÉTIONS

Les concrétions pathologiques sont constituées généralement par des matières inorganiques réunies par une matière organique variable. Un grand nombre d'organes peuvent en être le siége. Sous le rapport de leur origine, on peut les diviser en trois variétés : 1° celles qui dérivent de noyaux formés, soit dans le canal alimentaire, soit dans l'appareil biliaire, mais qui se sont recouverts de matières salinées ou animales pendant leur trajet dans l'intestin ; 2° celles qui ont pour origine des noyaux ou enveloppes de fruits, des fragments d'os, etc., recouverts de particules cristalines ; 3° celles qui sont entièrement formées dans le tube digestif et sont homogènes. Les premières ont leur noyau principalement formé de cholestérine, de matière colorante jaune et de matière biliaire, recouvert de couches de phosphate. Les secondes ont leurs couches extérieures analogues aux premières Enfin les troisièmes sont constituées par des fibres végétales unies par un mucus à des sels terreux. Des concrétions énormes ont été quelquefois trouvées dans l'intestin des personnes qui prenaient de grandes quantités de magnésie, de bicarbonate de soude, etc. Le volume des concrétions pathologiques est fort variable, leur couleur extérieure est généralement ocracée ; rarement elles sont blanchâtres.

CALCULS BILIAIRES

On les trouve, soit dans la vésicule même, soit dans les canaux biliaires. Leur nombre varie de un jusqu'à plusieurs milliers. Ils sont tantôt libres et tantôt séparés par des cloisons. Leur volume dépasse rarement celui d'un œuf de poule ; ils peuvent ne pas être plus gros que des grains de millet. Ils sont arrondis, oblongs, à facettes, etc. Ils sont généralement verdâtres ; mais on en trouve de jaunes, de rouges, de bleus, de noirs, de blanchâtres. Ils sont plus légers que l'eau. On les divise en *lamellati*, *striati*, et *corticati*. Les premiers, formés de couches concentriques, sont durs et peu ou point inflammables. Les seconds présentent des stries qui vont du centre à la circonférence. Ils sont également formés de cholestérine, et sont par conséquent inflammables. On les nomme quelquefois *calculs mureaux* ou *muriformes*. Les troisièmes ont un noyau constitué par des lamelles de cholestérine, puis par une substance placée entre le noyau et l'écorce qui enveloppe le tout. Ils sont régulièrement inflammables. Outre la cholestérine, graisse blanche cristallisable, soluble dans l'alcool et dans l'éther, on a trouvé, dans les concrétions biliaires, des matières colorantes de la bile, du mucus, de l'albumine, une matière charbonneuse, des sels alcalins et terreux, etc.

CALCULS URINAIRES

Ce sont les concrétions morbides des reins, des uretères et de la vessie. Ils sont encore plus divers de formes, de couleur et de composition que les calculs biliaires. Les substances que l'on y rencontre peuvent se diviser en deux classes, celles destructibles par la chaleur rouge, celles non destructibles par ce moyen. Les premiers sont : l'acide urique, l'urate d'ammoniaque, l'acide oxalique (à l'état d'oxalate), la cystine ou oxyde cystique, l'oxyde xanthique, l'ammoniaque (séparée de phosphate), la matière animale et le sang desséché. Les substances de la deuxième catégorie sont : le phosphate de chaux, le phosphate de magnésie, le carbonate de soude (provenant de la calcination de l'urate), le carbonate de chaux mêlé de chaux caustique (provenant de la décomposition de l'oxalate), la silice, etc.

Ils peuvent être constitués par une seule de ces substances ou par plusieurs.

Les *calculs d'acide urique* sont d'une couleur fauve, rougeâtre, brune, grise ou noire, jamais blanche; d'un tissu cassant, rayonné, dont la surface est souvent lisse, quelquefois mamelonnée, mais bien rarement épineuse et d'un volume variable ; la densité est de 1,2 à 1,7.

Les *calculs d'urate d'ammoniaque* sont allongés, déprimés; leur surface est lisse, jamais tuberculeuse, quelquefois brillante et cristalline ; leur densité, de 1,2 à 1,7. Généralement petits, fauves, et formés de couches minces, ils sont quelquefois recouverts d'une couche d'acide urique. Ils se distinguent facilement des autres par leur grande solubilité dans l'eau chaude et les solutés de carbonates alcalins.

Les *calculs d'oxalate de chaux* sont sphéroïdaux, souvent mamelonnés et hérissés de pointes (ce qui leur a valu le nom de *calculs muraux*), bruns au dehors, gris à l'intérieur, au tissu homogène ; sciés, ils offrent le poli de l'ivoire ; leur volume peut être celui d'un œuf de poule : densité, 1,4 à 2,0.

Les *calculs de cystine* sont entièrement formés par cette substance. Elle est soluble dans les acides minéraux et l'acide oxalique étendus ; elle résiste à l'action des acides tartrique, citrique, acétique. Elle brûle à la flamme du chalumeau, en répandant une odeur fétide.

MODE D'ACTION DES EAUX DE CONTREXÉVILLE

Après avoir indiqué la composition élémentaire des sécrétions urinaires, il nous reste à faire connaître le mode d'action des eaux de Contrexéville relativement à la désagrégation de ces mêmes calculs et à l'influence modificatrice de ces sécrétions. Partageant de tous points, à ce sujet, les idées de M. Constantin James, nous ne pouvons mieux faire que de consigner ici l'opinion de ce savant médecin, en reproduisant les passages suivants de son ouvrage : *Guide aux Eaux de la France et de l'Étranger*.

« Les eaux de Contrexéville sont prescrites, le premier « jour, à la dose de deux ou trois verres (le verre est d'un « tiers de litre) qu'on boit le matin et à jeun. Les jours « suivants, on en augmente le nombre qu'on porte insen- « siblement jusqu'à douze ou quinze : quelques personnes « vont à vingt et même au delà, sans en être fatiguées. Pen- « dant les quatre derniers jours de la cure, on doit en di- « minuer la dose, de manière à finir par cinq ou six verres.

« Arrivées dans les premières voies, ces eaux sont rapi- « dement absorbées.

« Leur présence dans le système vasculaire se traduit « par l'accélération du pouls, la fréquence de la respira- « tion et l'activité plus grande de toutes les sécrétions, spé- « cialement des urines et des selles. Elles sont éminemment « diurétiques; quelques heures suffisent, après leur inges- « tion, pour qu'elles soient élaborées par les reins et expul- « sées au dehors. Beaucoup de malades en boivent ainsi, dans « la matinée, de six à dix kilogrammes; or, circonstance « importante, on retrouve ensuite, presque intacts dans « les urines, la plupart des principes de l'eau minérale.

« On peut donc se représenter l'eau de Contrexéville, « prise en quantité aussi considérable, comme formant de « véritables courants à travers la substance du rein, les bas- « sinets et les canaux urinaires; ces courants, entraînant avec « eux les mucosités et les concrétions, leur font franchir les « uretères et facilitent par suite leur chute dans la vessie.

« L'urine, ou plutôt l'eau minérale, parvenue dans ce « réservoir, y séjourne assez pour agir sur ses parois. « Celles-ci, vivement stimulées, se contractent avec plus d'é- « nergie, et expulsent, en même temps que les urines, les « graviers ou même les calculs dont le volume est en propor- « tion avec l'ampleur de l'urètre.

« Indépendamment de ces phénomènes d'élimination, « les eaux de Contrexéville exercent une action directe « sur la matière lithique elle même. Plongez un de ces cal- « culs dans le bassin de la fontaine, où l'eau se renouvelle « continuellement, et, au bout d'un certain temps, ils vous « offriront des traces manifestes de dissolution. Le résul- « tat sera-t-il le même si les corps étrangers existent dans « les voies urinaires? M. Mamelet m'a montré des graviers

« sortis par l'urètre, sur lesquels on remarque des sillons « irréguliers et des dépressions inégales, indiquant leur « érosion par l'urine chargée des principes minéralisa- « teurs. J'ai moi-même été témoin d'un fait semblable « pendant que j'étais à Contrexéville : un malade, logé « chez Martin-Bernardin, rendit un gravier volumineux, « sur lequel je constatai parfaitement l'action désagré- « gante de ces eaux.

« Mais prenons garde : qu'on n'aille pas conclure de ce « que je viens de dire que, si les eaux de Contrexéville « favorisent quelquefois l'expulsion des graviers en les cor- « rodant, elles peuvent également dissoudre des pierres « dont le volume serait en disproportion notable avec le « diamètre des voies naturelles. En effet, qu'arrive-t-il en « pareil cas? L'eau minérale use la surface du calcul, en « détache des parcelles, mais surtout elle s'attaque au mu- « cus qui servait à les unir et dissimulait leurs aspérités ; « or, avant que le noyau même du calcul soit entamé, son « écorce, si je puis m'exprimer ainsi, devient inégale et « âpre, de manière à blesser la vessie et à provoquer d'as- « sez vives souffrances.

« Ainsi, certains malades venus à Contrexéville sans se « douter qu'ils eussent la pierre, en ont éprouvé, au bout « de quelques jours, les premières atteintes.

« Ce ne sont pas les eaux qui la leur ont donnée, elles « ont seulement décelé son existence. On comprend qu'il « faut, en pareil cas, suspendre tout de suite l'usage de « ces eaux ; et, comme l'espèce de roulement auquel le « calcul est soumis dans la vessie fatigue et irrite l'or- « gane, on ne saurait trop tôt recourir à la lithotritie.

« Les eaux de Contrexéville diffèrent donc de celles de « Vichy par deux points essentiels : d'abord, elles con- « viennent à toute espèce de gravelle, quelle qu'en soit la « nature, attendu que ces eaux agissent plutôt par une « sorte d'irrigation répétée que par des combinaisons « chimiques; ensuite, bien loin de faire disparaître la « pierre ou d'en marquer la présence, en revêtant la sur- « face d'un enduit soyeux, ainsi qu'on l'observe à Vichy, « elles exaspèrent ses symptômes, et souvent même don- « nent le premier éveil.

« Dans les affections catarrhales de la vessie, le bon effet « de ces eaux est souvent aussi fort remarquable. M. Ma- « melet a publié plusieurs observations de ce genre tout à « fait concluantes.

« L'eau de Contrexéville porte également son action sur « les intestins. Presque tous les buveurs éprouvent, dans « la matinée, de quatre à huit garde-robes, sans que « l'abondance de ces évacuations diminue en rien la quantité « d'urine, qui paraît souvent dépasser celle de la boisson.

« Il semblerait qu'une telle abondance d'eau minérale, « ingérée dans l'estomac, dût fatiguer, et, comme on dit, « *noyer ce viscère*. Presque toujours, au contraire, l'appé- « tit augmente notablement, et les digestions deviennent « plus rapides et plus faciles. »

Les bains constituent, à Contrexéville, un auxiliaire très-utile au traitement; les médecins prescrivent souvent d'ajouter à chaque bain 200 ou 225 grammes de sous-carbonate de soude.

La douche, dirigée sur les lombes, semble offrir bien des avantages; par l'ébranlement qu'elle communique aux reins, elle peut, sinon détacher mécaniquement les graviers, du moins stimuler les organes où ils sont renfermés et favoriser ainsi leur expulsion.

En voyant la grande quantité d'eau minérale qui s'écoule en pure perte à Contrexéville, on se demande, comme le dit M. Lefort pour les eaux de Châteauneuf (Puy-de-Dôme), s'il ne serait pas utile de l'employer en douches froides, en un mot de créer un établissement hydrothérapique à l'eau minérale, à l'instar de ceux qui existent en Allemagne?

Tout le monde sait que l'hydrothérapie est à l'eau froide ce que la douche proprement dite est à l'eau chaude. Ce système de médication, lorsqu'il est bien ordonné, constitue un moyen de guérison dont tous les jours nos médecins apprécient les bons résultats. Les substances salines que l'eau renferme ne feraient qu'augmenter, cela n'est pas douteux, l'action de l'eau douce et froide. Déjà les affusions d'eau de mer sont conseillées par bon nombre de médecins et avec des résultats très-satisfaisants. Nous sommes donc convaincu qu'au moyen de pompes aspirantes qui feraient rendre l'eau minérale, au fur et à mesure de son écoulement, dans des réservoirs disposés *ad hoc*, il serait très-facile de la faire servir à l'usage en question.

Ce que nous disons ici de Contrexéville, peut s'adresser à tous nos établissements d'eaux minérales. Espérons qu'avec le temps on finira par rendre tout à fait justice à ce mode de guérison et qu'on lui assignera dans la thérapeutique la place qu'il doit mériter.

C'est donc à bon droit que les eaux de Contrexéville ont attiré l'attention des médecins les plus célèbres; leurs propriétés chimiques et les services qu'elles rendent depuis un siècle à la thérapeutique les ont fait classer, à juste titre, nous ne craignons pas de le dire, au premier rang des eaux minérales connues; récemment encore, le gouvernement, comprenant l'importance de leur action, a chargé le Conseil de santé des armées de donner son avis sur la création d'un hospice militaire à Contrexéville, et ce conseil, composé de sommités médicales, a unanimement adhéré à ce projet.

COMPARAISON DES HAUTEURS DU NIVEAU DE LA MER DES SOURCES DU VAIR ET DES SOURCES MINÉRALES DES EAUX DE CONTREXÉVILLE.

Principale source du Vair, à côté de la Pasterelle, hauteur au-dessus du niveau de la mer.	375m550
Source du Pavillon.	375 491
Sources du Quai et du Prince.	375 471
Sortie du conduit de décharge de la source du Pavillon.	374 200
Source d'eau ordinaire derrière l'établissement. . .	375 230
Source du lavoir communal, près l'hôtel de la Providence.	375 618

Toutes ces hauteurs sont prises à la surface de l'eau. Celle de la source du Pavillon à la surface de l'eau du récipient.

Ces côtes sont rattachées au tablier du Grand-Pont, dans Contrexéville, qui est à 337m,150 au-dessus du niveau de la mer.

Nota. Notre première édition s'arrêtait là. Nous sommes assez heureux aujourd'hui pour placer sous les yeux de nos lecteurs un résumé clinique que M. le docteur Legrand du Saulle, médecin-consultant à l'établissement de Contrexéville, vient de publier dans la *Revue d'Hydrologie médicale* et qu'il nous a autorisé à reproduire ici.

CHAPITRE QUATRIEME

Résumé clinique de deux années de pratique médicale à Contrexéville

PAR H. LEGRAND DU SAULLE

DOCTEUR EN MÉDECINE DE LA FACULTÉ DE PARIS, ANCIEN INTERNE ET LAURÉAT (MÉDAILLE D'OR),
RÉDACTEUR DE LA GAZETTE DES HÔPITAUX ET DES ANNALES MÉDICO-PSYCHOLOGIQUES.
MEMBRE DE PLUSIEURS SOCIÉTÉS SAVANTES.

Pendant les années 1857 et 1858, j'ai donné des soins à cent soixante-dix-neuf malades, envoyés à la source plus que centenaire de Contrexéville, pour reprendre des habitudes de santé compromises par l'âge, le travail, les excès, ou simplement par le fait de l'hérédité.

Voici dans quelles proportions se trouvent réparties les diverses affections dont ils étaient atteints :

	CAS.
Gravelle urique.	75
— phosphatique.	10
— oxalique..	2
— pileuse.	1
Goutte.	10
Goutte et gravelle.	5
Néphrite	10
Catarrhe de la vessie.	28
Maladies de la prostate.	12
Affections utérines.	7
Rétrécissement de l'urètre.	4
Pierre.	2
Dyspepsie.	4
Accidents syphilitiques.	1
Blennorrhagie.	1
Maladie de Bright.	1
Diabète sucré.	1
A REPORTER. . . .	172

Report	172
Spermatorrhée.	1
Hématurie.	1
Ictère.	1
Dysménorrhée.	1
Constipation excessivement rebelle.	1
Convalescence de fièvre typhoïde.	1
Bronchite chronique	1
Total.	179

On voit, par le tableau qui précède, combien la gravelle rouge s'est montrée commune. Tous les auteurs, du reste, ont pris soin de noter cette différence essentielle qui existe entre le degré de fréquence de la gravelle urique et des autres variétés de cette maladie. Je m'en tiens quant à présent aux divisions classiques de la gravelle, car, en dépit de l'opinion formulée par l'un de mes confrères de Paris, M. A. Treuille dans une notice très-récente, je crois que l'affection calculeuse des reins présente de notables dissemblances, selon la composition chimique des concrétions, et il me répugne beaucoup à admettre que des graviers d'acide urique, de phosphate ammoniaco-magnésien, de phosphate de chaux et d'oxalate de chaux, ne soient qu'une seule et même manifestation d'une seule et même maladie, la diathèse urique. En médecine, il est si difficile d'édifier, que l'on doit se montrer peu empressé à détruire l'œuvre des devanciers, avant d'avoir quelque chose de bien stable à mettre à la place !

J'ai donc vu soixante-treize cas de gravelle rouge. La plupart des malades avaient éprouvé de ces redoutables crises néphrétiques dont le souvenir seul leur causait un juste effroi. La saison qu'ils ont faite à Contrexéville les a la plupart singulièrement améliorés, et j'ai recueilli en

1858 ce témoignage de la bouche de quelques-uns, déjà venus en 1857, que s'ils avaient continué, pendant l'hiver, à observer un peu de sable fin dans leurs urines, du moins toute espèce de souffrance n'avait pas reparu. Beaucoup d'autres n'ont été pris d'accidents d'aucun genre. J'ai eu l'occasion de vérifier toute l'exactitude de cette assertion émise par quelques auteurs recommandables, à savoir que l'eau de Contrexéville convenait à toutes les gravelles *indistinctement*. En effet, j'ai vu guérir ou considérablement s'amender les cas de gravelle phosphatique ou oxalique qui se sont offerts à mon observation et qui, dans les années précédentes, avaient été aggravés par une saison à Vichy, dont les eaux, d'ailleurs si précieuses lorsqu'elles sont administrées à propos, sont si nuisibles aux gravelles grise, blanche et jaune. Les médecins de Vichy, avec une bonne foi qui les honore, ont été les premiers à propager cette assertion qui demeure désormais un fait acquis à la science.

Il m'a été donné de voir un exemple de gravelle, dans des circonstances assez extraordinaires et qui sont restées parfaitement présentes à mon esprit; je vais le résumer en quelques mots : Un cultivateur de la Lorraine, M. H..., âgé de cinquante ans, me fut amené au mois de juillet 1857, par un jeune confrère des Vosges, qui désirait avoir mon avis sur le cas pathologique soumis à son examen. Je reconnus chez le malade l'existence d'une cystite chronique intense, de deux ou trois obstacles dans le trajet du canal de l'urètre et d'une tuméfaction légère de la prostate. Ma prescription dut provisoirement se borner à quelques conseils appropriés, et je déclarai à mon confrère que les eaux de

Contrexéville étaient nettement indiquées en pareille occurrence. Trois semaines après, au mois d'août, le malade revint, avec l'intention bien ferme de rester entre mes mains tout le temps nécessaire. Je le soumis à une médication énergique : de huit à douze verres d'eau minérale en boisson, des bains à vingt-six degrés d'une heure et demie, et des douches périnéales froides. Le neuvième jour, je fus mandé en toute hâte à l'hôtel pour voir M. H..., qui, je dois le dire, m'avait accusé la veille une douleur gravative intense dans la région lombaire du côté gauche. A mon arrivée, je trouvai le malade en proie à une anxiété très-vive, la face sensiblement pâlie et inondée d'une sueur froide et visqueuse, les traits altérés, le pouls petit et précipité. La souffrance rénale avait cessé depuis le matin, mais des difficultés dans l'acte de la miction avaient apparu, et un état de malaise général presque alarmant accompagné de plusieurs vomissements s'était progressivement développé. Je fis appel aussitôt à tous les éléments de diagnostic dont notre art dispose, et j'allais presque croire à des symptômes d'étranglement interne, lorsque, grâce à l'extrême maigreur du sujet, je sentis un petit corps ovale, très-dur, mobile, dans la région qui me parut être anatomiquement occupée par l'uretère gauche. En appuyant fortement les doigts, j'arrachais des plaintes et des cris au malade. Je pensai alors qu'un calcul trop volumineux pour le calibre de l'uretère était arrêté dans ce conduit, et je fis part de mon opinion à M. H..., qui m'affirma n'avoir jamais souffert des reins que la veille, et n'avoir jamais rendu ni sable ni graviers. Je n'en persistai pas moins dans mon diagnostic, et je prescrivis un bain prolongé et une douche de vingt minutes *loco dolenti.* Le lendemain, le petit corps dur était certainement descendu d'au moins deux centimètres, ce qui m'encouragea dans ma manière de voir, et me fit insister sur les mêmes moyens que la veille, aidés encore par l'administration d'une grande quantité d'eau minérale à l'intérieur. Je fis à M. H... l'expresse recommandation de n'uriner, pendant le jour, que dans un vase, et quarante-huit heures après il m'apportait, presque triomphant, un gros gravier gris, composé de phosphate ammoniaco-magnésien. Je regrette énormément de n'avoir pu retrouver ce curieux échantillon, car j'aurais vivement désiré le conserver. Pour en revenir à M. H..., il ne rendit plus aucun gravier, et au bout de vingt et un jours, il nous quitta dans un état de santé relativement très-satisfaisant. En 1858, je fis demander de ses nouvelles, et j'appris, par son médecin ordinaire, qu'il avait succombé pendant l'hiver à une très-grave inflammation du parenchyme pulmonaire et naturellement indépendante de l'état morbide complexe qui l'avait conduit six mois auparavant à Contrexéville. La conclusion de ce fait est facile à tirer : il tend à prouver combien l'eau minérale de Contrexéville a une action directe et presque spécifique sur les reins d'abord, et ensuite sur toute la filière des voies génito-urinaires.

J'ai observé, ainsi que je l'ai dit plus haut, un petit nombre de goutteux. Avant de venir demander à nos Vosges quelque soulagement à leurs cruelles souffrances, ils avaient tous fréquenté, dans les années précédentes, les thermes si justement célèbres de Vichy. J'ai entendu raconter autour de moi des récits vraiment merveilleux de la part d'anciens malades qui se considéraient comme guéris; je n'ai, je l'avoue, accepté ces faits que sous le plus rigoureux bénéfice d'inventaire. J'aime mieux quant à présent suspendre mon jugement, plutôt que de me laisser bercer par de trop douces illusions! J'ai consigné avec scrupule mes observations de goutte, je reverrai sans aucun doute la plupart de mes malades, et alors je pourrai formuler plus tard une opinion qui ne sera peut-être pas dépourvue de toute valeur.

J'ai relaté avec quelque soin les cas de goutte compliquée de gravelle et de gravelle accompagnée de goutte, car bien avant que la pensée me fût venue d'aller exercer la médecine à Contrexéville, j'avais toujours ouï dire que ces deux affections étaient unies par des liens d'une étroite connexion, qu'elles étaient sinon sœurs, au moins cousines germaines. C'est là en particulier l'opinion de mon confrère, M. V. Baud. Eh bien, jusqu'à plus ample informé, je crois que l'on s'est montré trop complaisant dans la fixation de leur degré de parenté. Evidemment j'ai vu des exemples de goutte et de gravelle réunies, et ma statistique en accuse cinq cas, mais j'ai vu si souvent, d'autre part, la goutte compliquée d'asthme et d'une foule d'autres phénomènes anormaux morbides, que je me demande, en toute sincérité, s'il y a là plus qu'une coïncidence. Je place à cet endroit un point d'interrogation : la réponse définitive, je la ferai plus tard.

Je me hâte d'arriver à une série de faits qui m'ont présenté un immense intérêt et qui, cette fois, m'ont conduit à des résultats presque infaillibles. J'ai observé dix malades affectés d'états pathologiques des reins assez obscurs;

ils avaient été, la plupart, dirigés sur Contrexéville par mon éminent confrère M. Rayer. Plusieurs accusaient des douleurs très-vives, et l'un d'eux, artiste sculpteur, âgé de trente-cinq ans, ne pouvait en aucune façon garder la position horizontale; depuis dix-huit mois, il couchait dans un fauteuil! J'ai eu l'heureuse pensée de me souvenir que j'avais jadis été familiarisé avec toutes les finesses de la percussion, et j'appliquai avec quelque espoir un plessimètre sur les organes malades. J'ai facilement découvert qu'il s'agissait là le plus souvent d'hypertrophie considérable de l'un des reins, et du rein gauche huit fois sur dix.

J'ai conservé généralement ces malades pendant plus d'une saison, et tous les huit jours je pouvais constater, sous l'influence de la cure, un retrait sensible dans le volume de l'organe, une souplesse inaccoutumée dans la région lombaire et des modifications importantes dans la nature des excrétions rénales. Je dessinais sur la peau les dimensions du rein malade et celles de l'organe non affecté, — car je ne les ai jamais rencontrés tous les deux exagérés de volume à la fois — et sur un papier transparent, je reproduisais exactement les délimitations pathologiques et physiologiques. Me livrant à une étude comparative de mes deux dessins, renouvelant chaque semaine cette investigation clinique, j'avais la satisfaction de renvoyer les malades au bout de trente ou de quarante jours dans le plus excellent état de santé, quoique conservant toujours, je dois le dire, un rein un peu au-dessus de la normale. Je n'ai pas encore pu aboutir à faire strictement rentrer l'organe malade dans ses seules limites anatomiques. Cela n'a rien d'étonnant en soi, et nous pourrions emprunter à la pratique commune mille exemples analogues. Je me propose de réunir bientôt mes dix observations de néphrite, et d'en tirer quelques conclusions; j'espère que ce travail, dont la présentation sera faite à l'Institut par l'un de mes anciens maîtres, offrira quelque intérêt au monde médical. Je ne fais aujourd'hui que poser un premier jalon.

Je ne veux simplement que rappeler les succès séculaires de la source de Contrexéville pour ce qui regarde le catarrhe vésical. Notre eau minérale agit dans les cas, même les plus intenses, comme un véritable agent spécifique, et l'efficacité de son action a été rapprochée par quelques auteurs compétents, désintéressés dans la question, à celle du sulfate de quinine contre les accidents d'origine palustre. Je n'y insiste donc pas, car tous les praticiens instruits sont au courant des signalés services que rend chaque année dans la cystite chronique un pèlerinage à notre modeste hameau vosgien.

Je n'ai fait qu'entrevoir les affections de la prostate et de l'utérus, les rétrécissements de l'urètre, la maladie de la pierre, la dyspepsie et quelques autres états morbides dont j'ai parlé en commençant. Je m'en tiens aujourd'hui à cet énoncé sommaire : le champ à parcourir est vaste, mais l'avenir m'appartient. Attaché à l'établissement des eaux minérales de Contrexéville jusqu'en 1867 inclusivement, j'aurai le temps de dire et de redire tous les bienfaits de notre source. Un grand succès l'attend d'ici à peu, et je m'estimerai heureux d'avoir apporté ma part contributive à la réussite d'une œuvre dont dépend la santé des hommes.

FIN

TABLE DES MATIÈRES

CHAPITRE PREMIER

CHAPITRE DEUXIÈME

CHAPITRE TROISIÈME

CHAPITRE QUATRIÈME

www.ingramcontent.com/pod-product-compliance
Lightning Source LLC
LaVergne TN
LVHW021524140926
848035LV00047B/1194
9782013037341